머 릿 말

이 책을 구매하신 어르신에게 감사의 인사를 먼저 올립니다. 이 책은 색칠하기를 위한 책으로 동화책 한 권을 담고 있습니다. 한 페이지씩 색칠하고 말풍선에 들어갈 말을 써주세요. 완성되면 어르신만의 동화책이 될 것입니다. 이 책을 완성하시면서 즐겁고 행복한 시간이 되기를 바랍니다. 자녀분들이나 손자들에게 선물로 주셔도 좋습니다. 자녀분들이 완성된 책을 보고 자랑스러워할 것입니다. 이 책은 색상샘플을 일부러 넣지 않았습니다. 무슨 색을 칠할지 고민하시고 무슨 말을 써야할지 생각하세요. 그러면 어르신들의 두뇌 활동에 큰 도움이 될것입니다. 사람이 나이가 들어 기억력이 감퇴하는 것은 지극히 당연한 일이며 두려워할 일이 아닙니다. 다만 노력하시어 더 오래 소중한 기억을 간직하시기 바랍니다. 누가 뭐래도 어르신들이 게시기에 오늘날의 우리가 있다는 사실을 잘 알고 있습니다. 항상 건강하시고 행복하시길 기원합니다.

옛날 어느 마을에 심청이가 태어났습니다.
엄마는 세상을 뜨고 아버지는 앞이 보이지 않습니다.

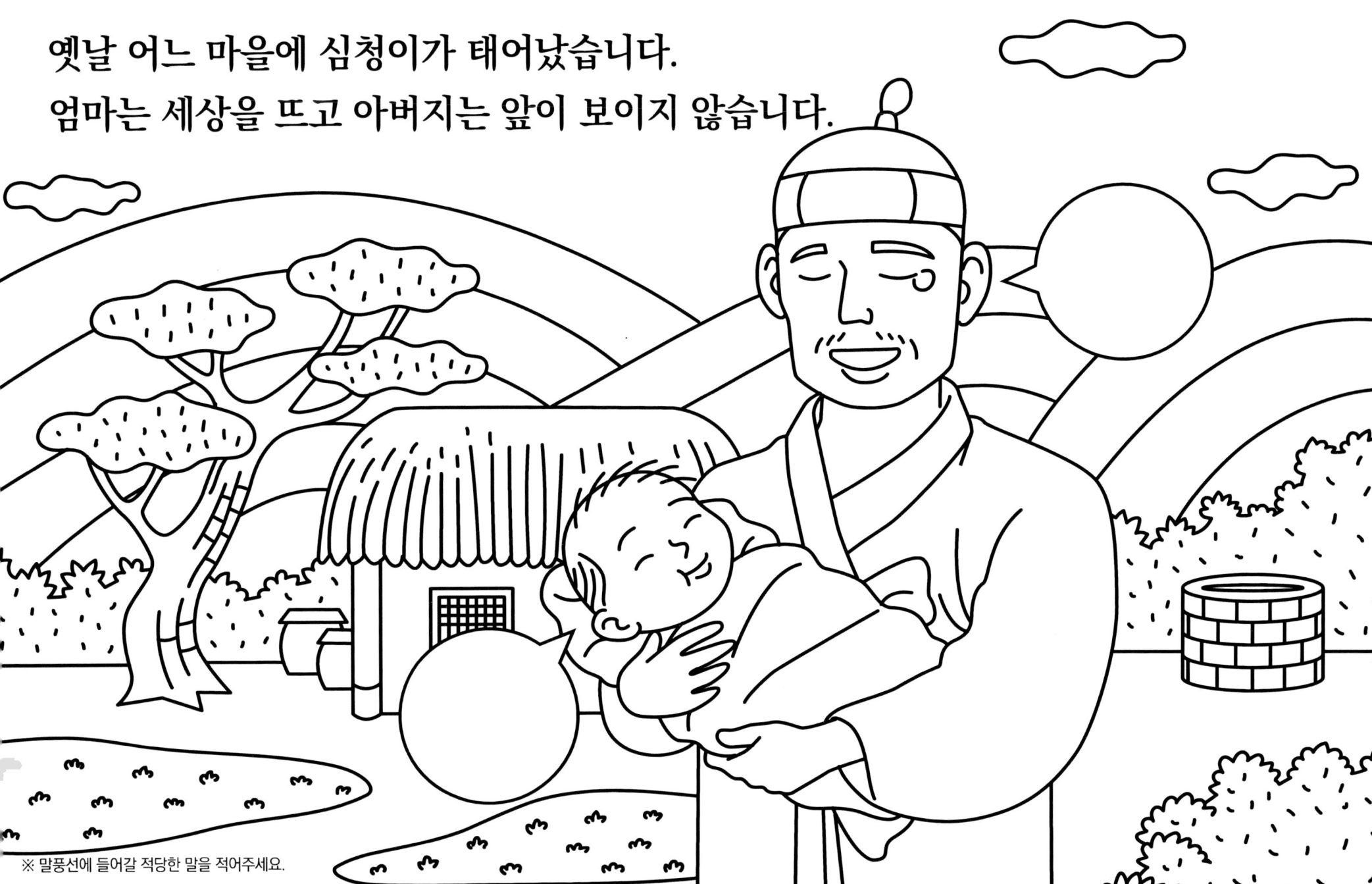

※ 말풍선에 들어갈 적당한 말을 적어주세요.

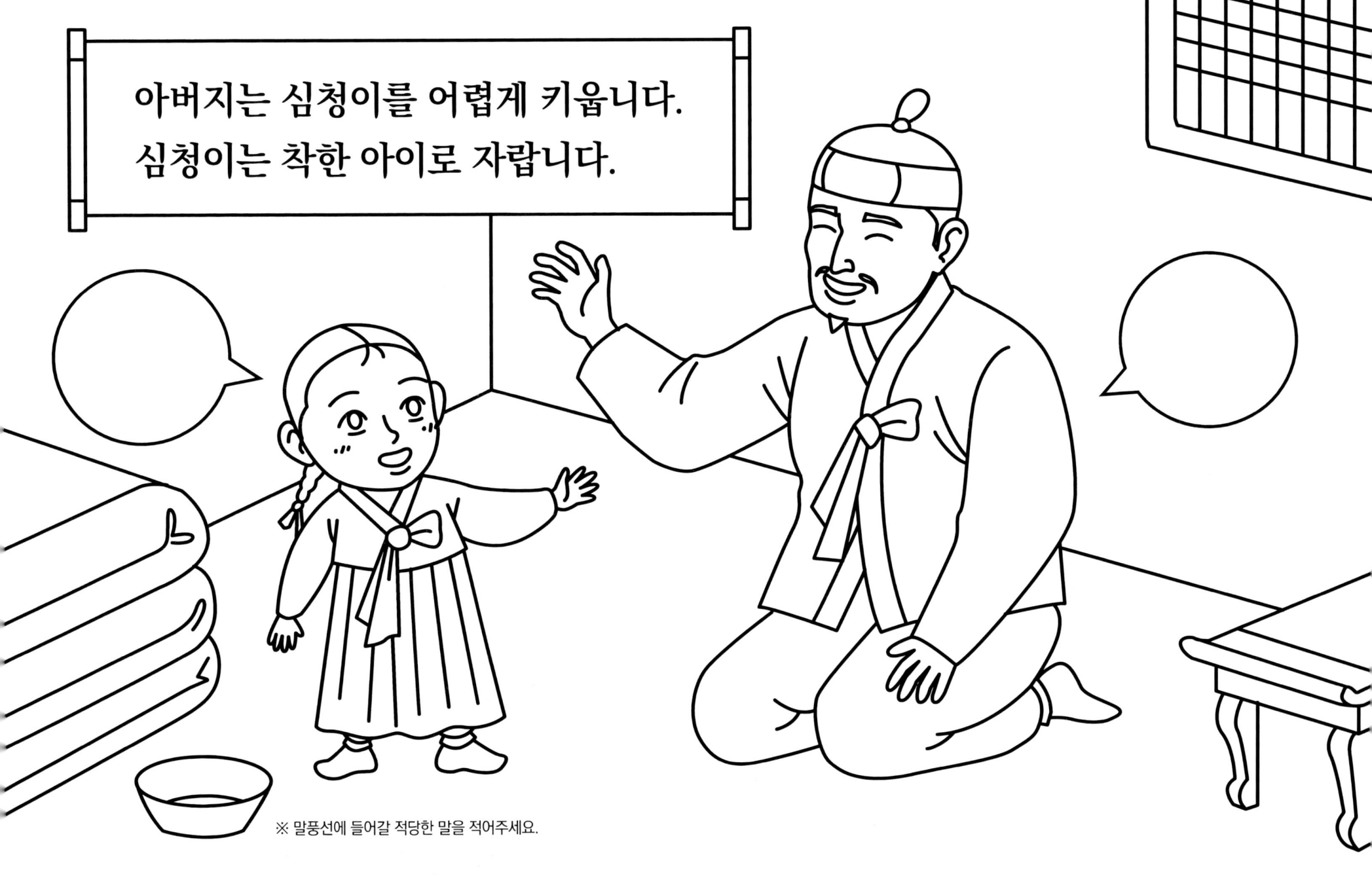

지나가던 도사가 공양미 삼백석을 드리면 눈을 볼 수 있다고 합니다.

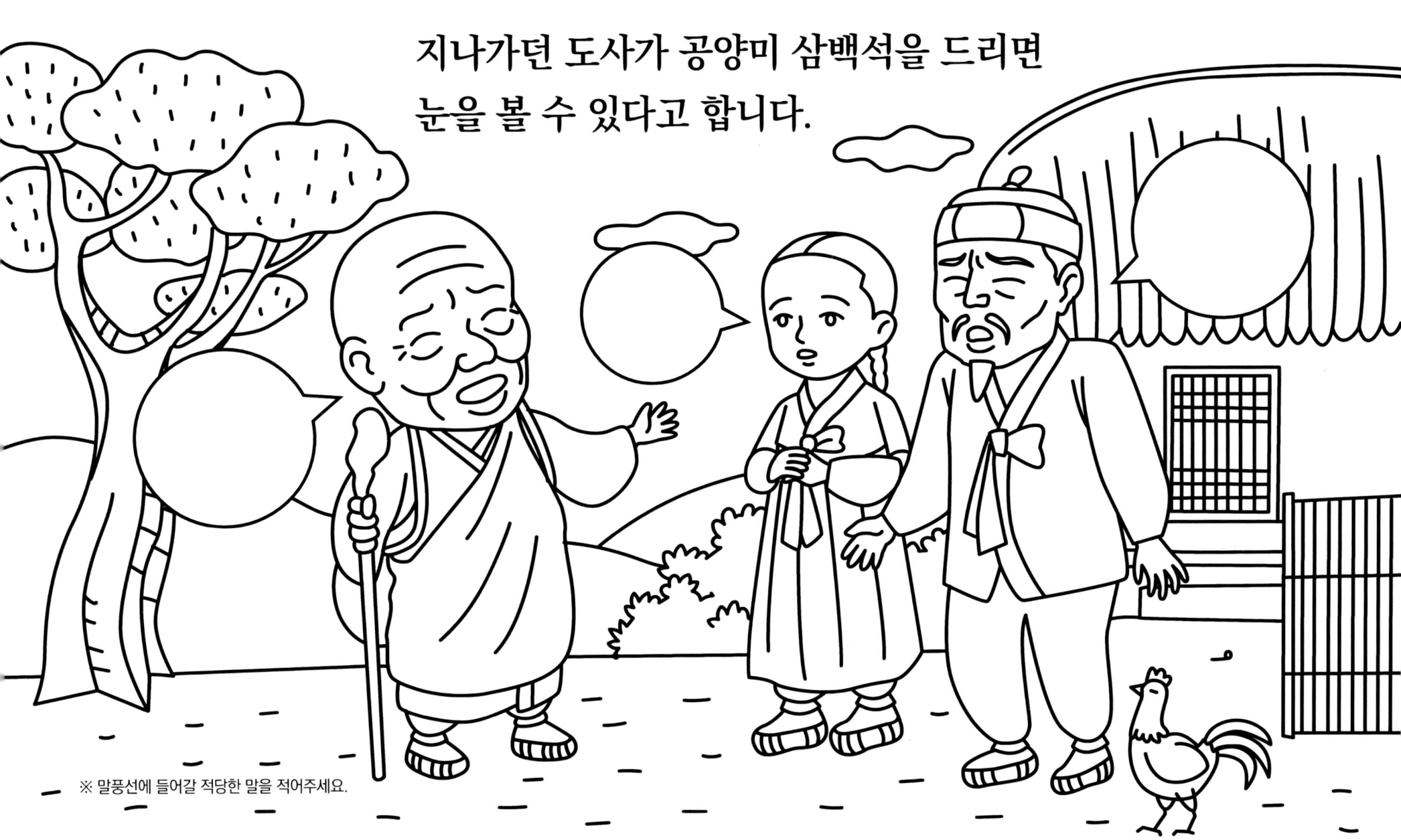

※ 말풍선에 들어갈 적당한 말을 적어주세요.

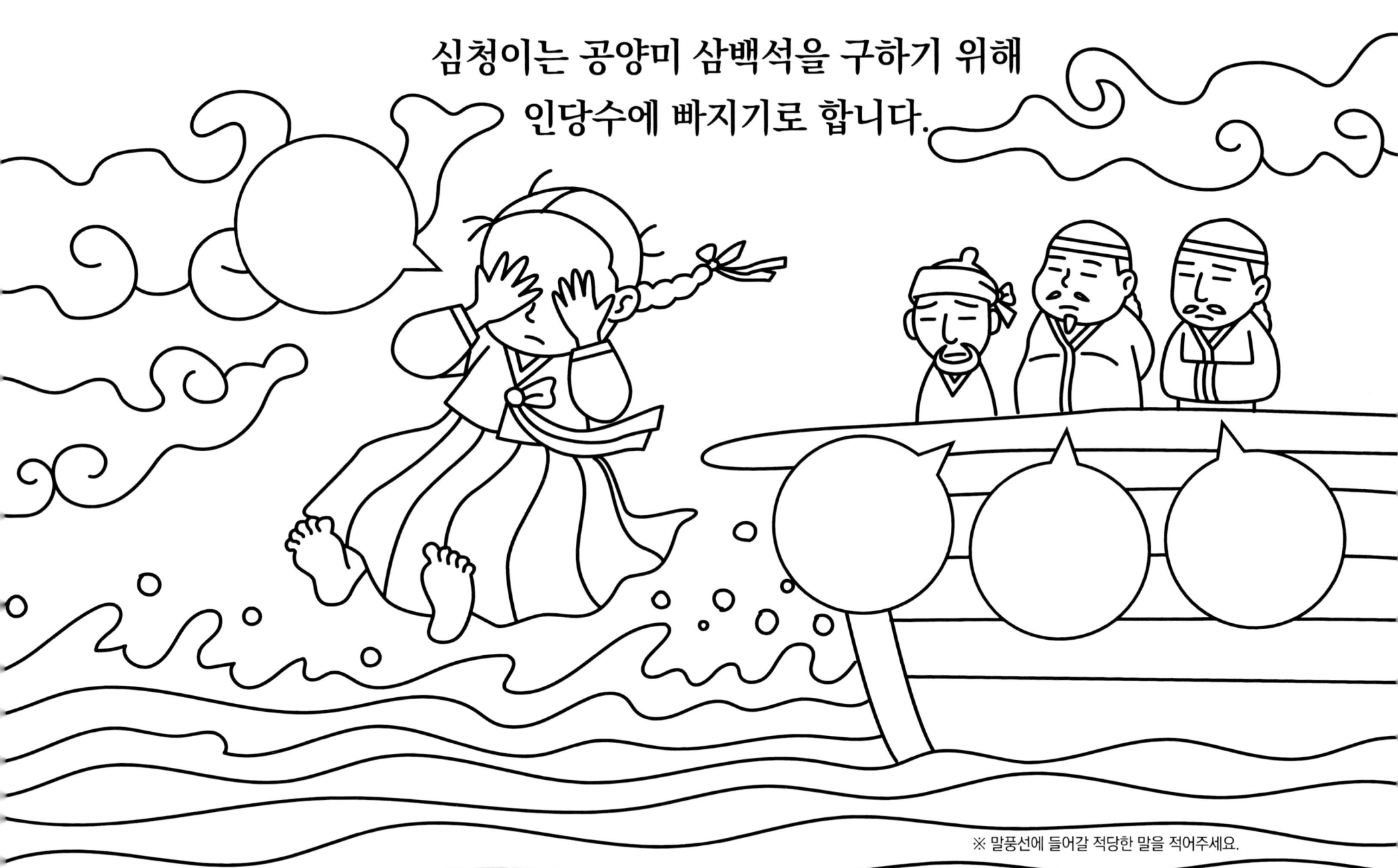

바다에 빠진 심청이는 연꽃에 쌓여 다시 올라옵니다.

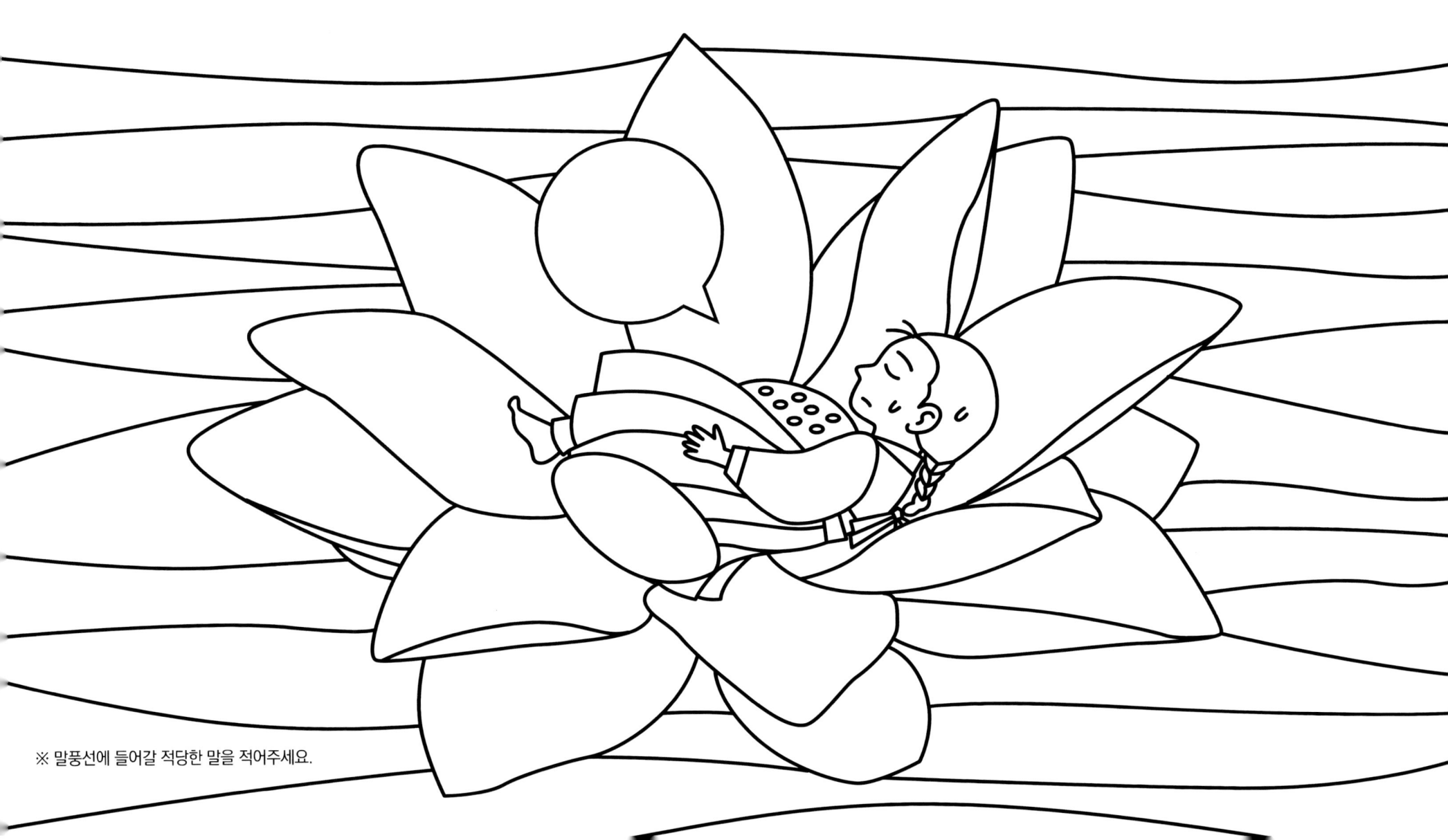

※ 말풍선에 들어갈 적당한 말을 적어주세요.

왕은 심청이를 왕비로 맞이합니다.

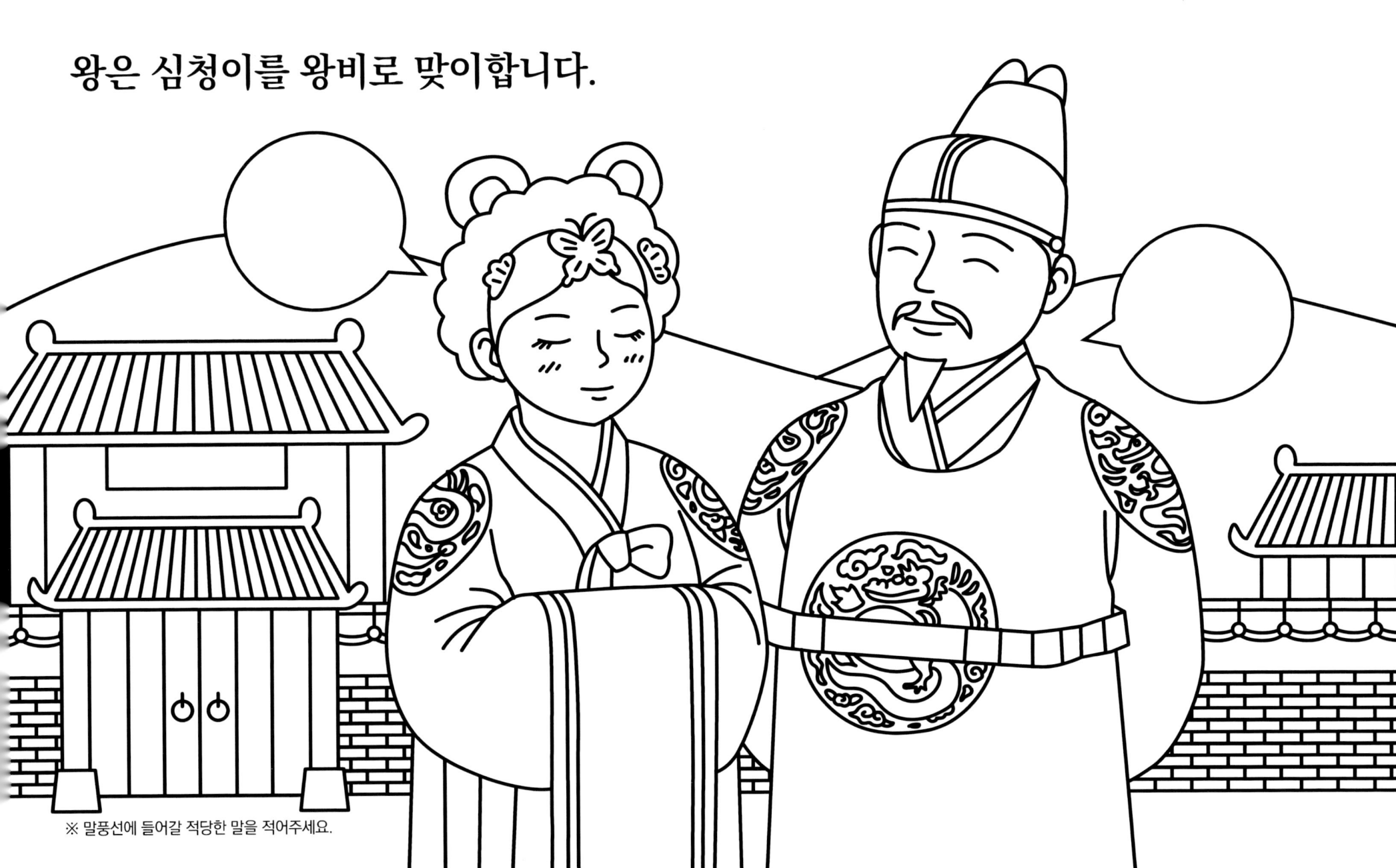

※ 말풍선에 들어갈 적당한 말을 적어주세요.

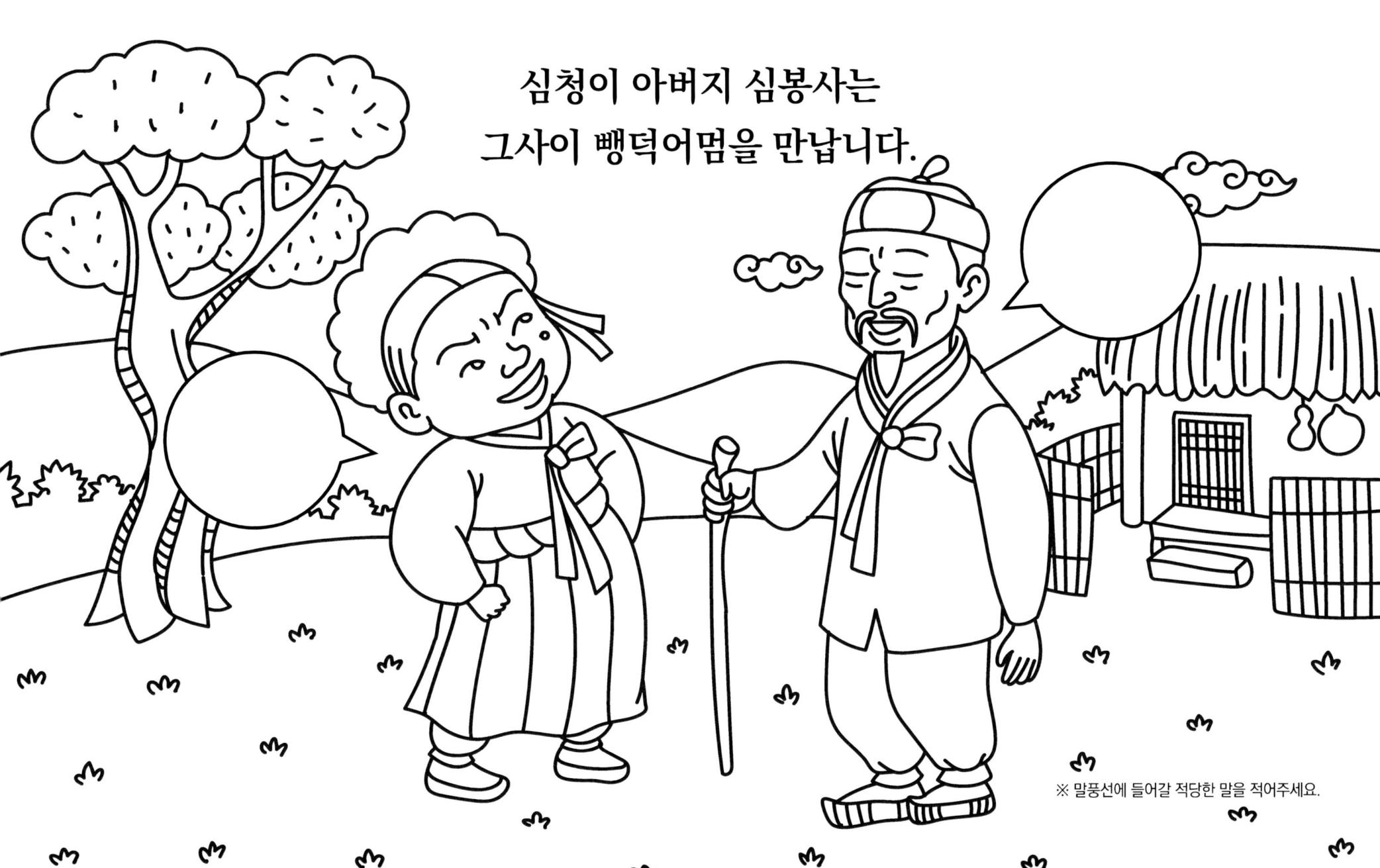

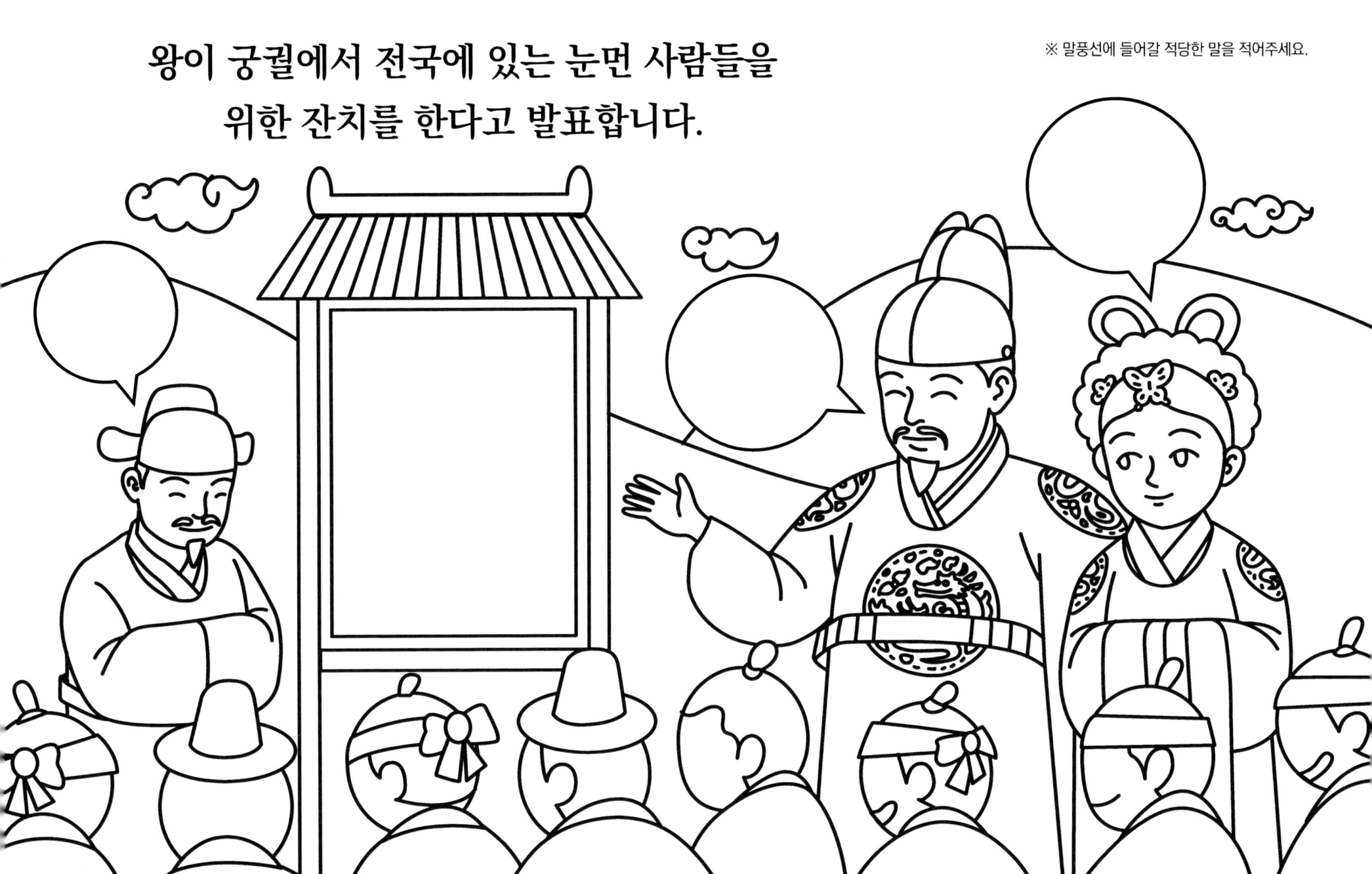

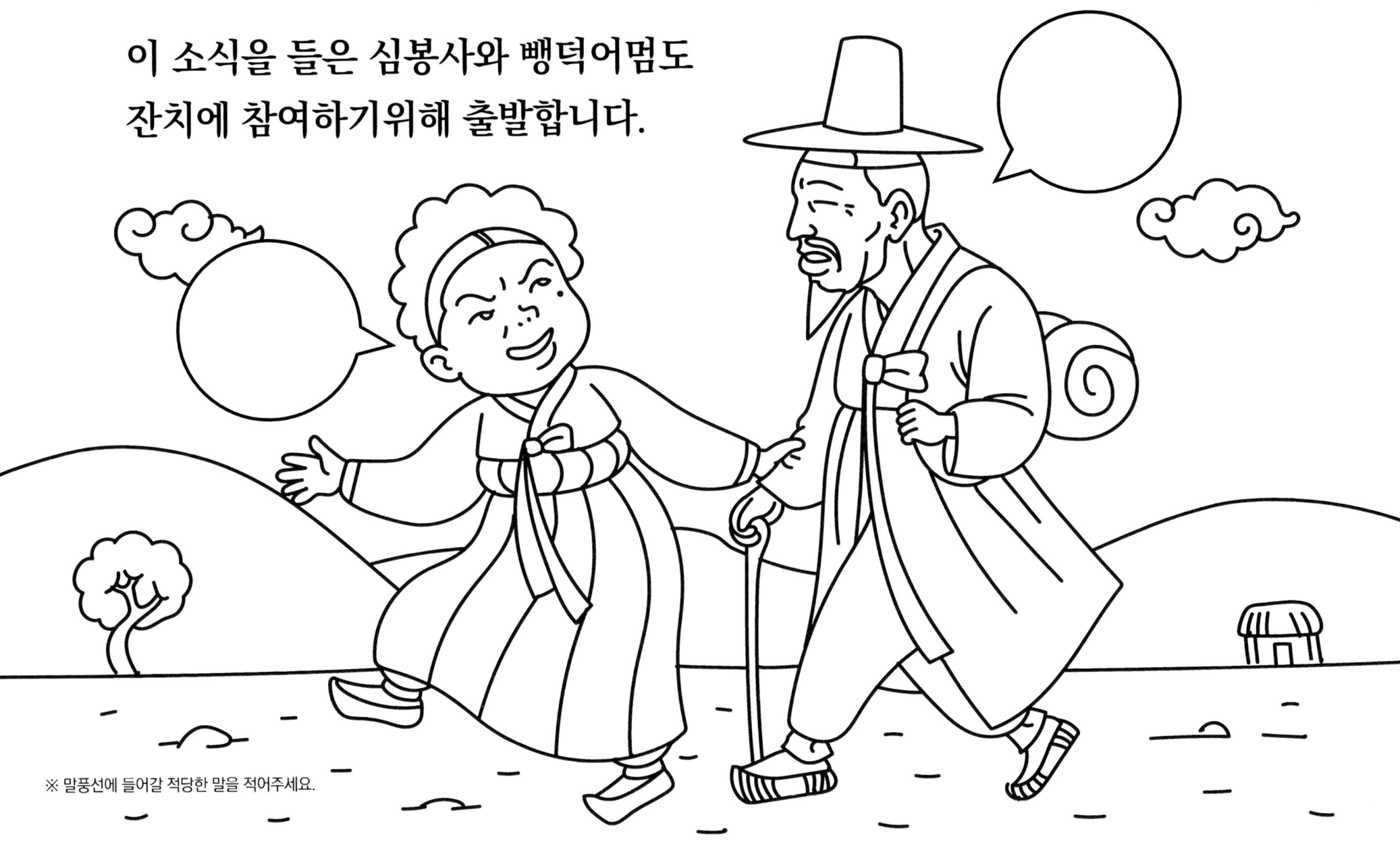

길을 가던 중 뺑덕어멈은 심봉사를 두고 돈을 들고 도망갑니다.

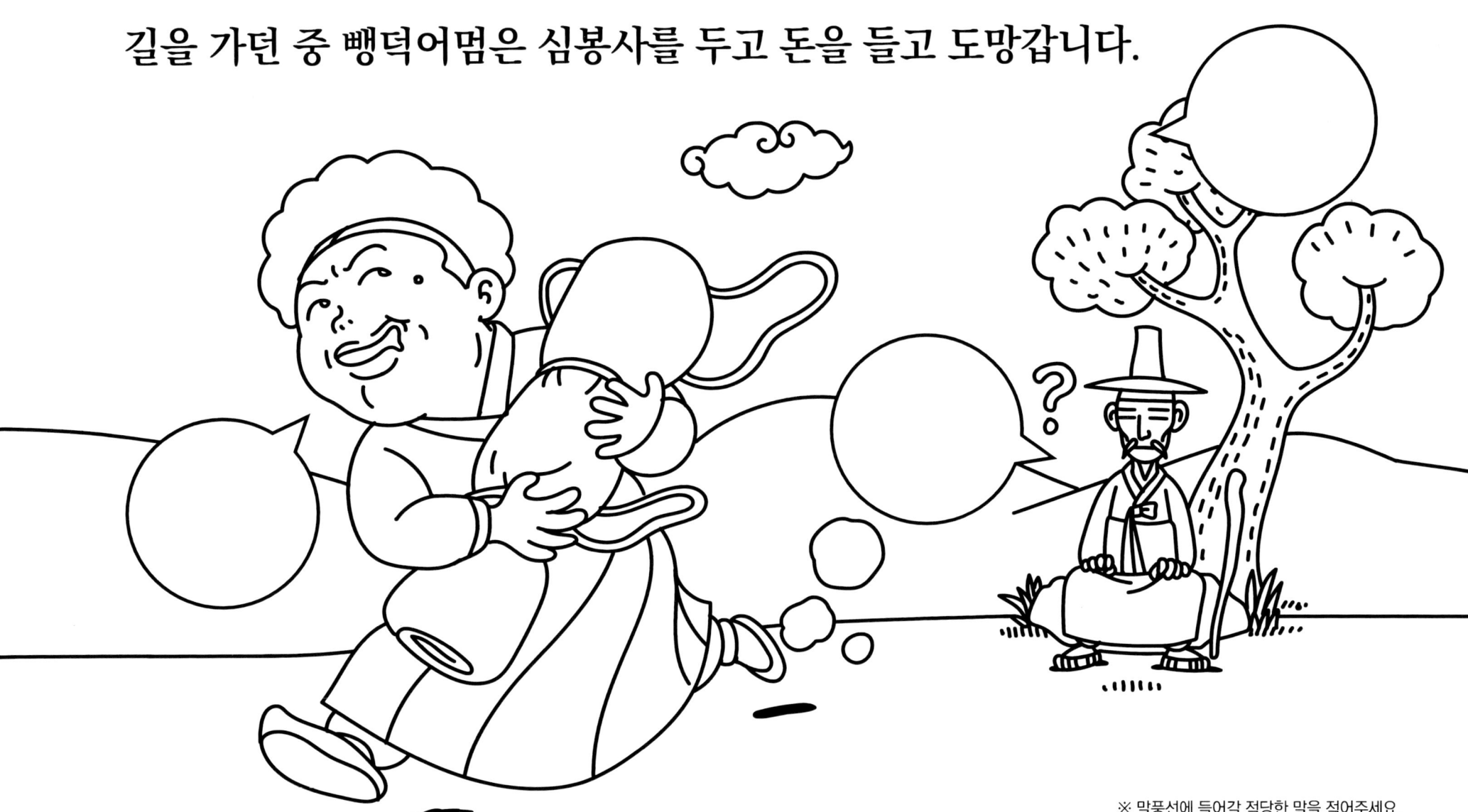

※ 말풍선에 들어갈 적당한 말을 적어주세요.

심봉사는 갖은 고생 끝에 혼자서 궁궐에 간신히 도착합니다.

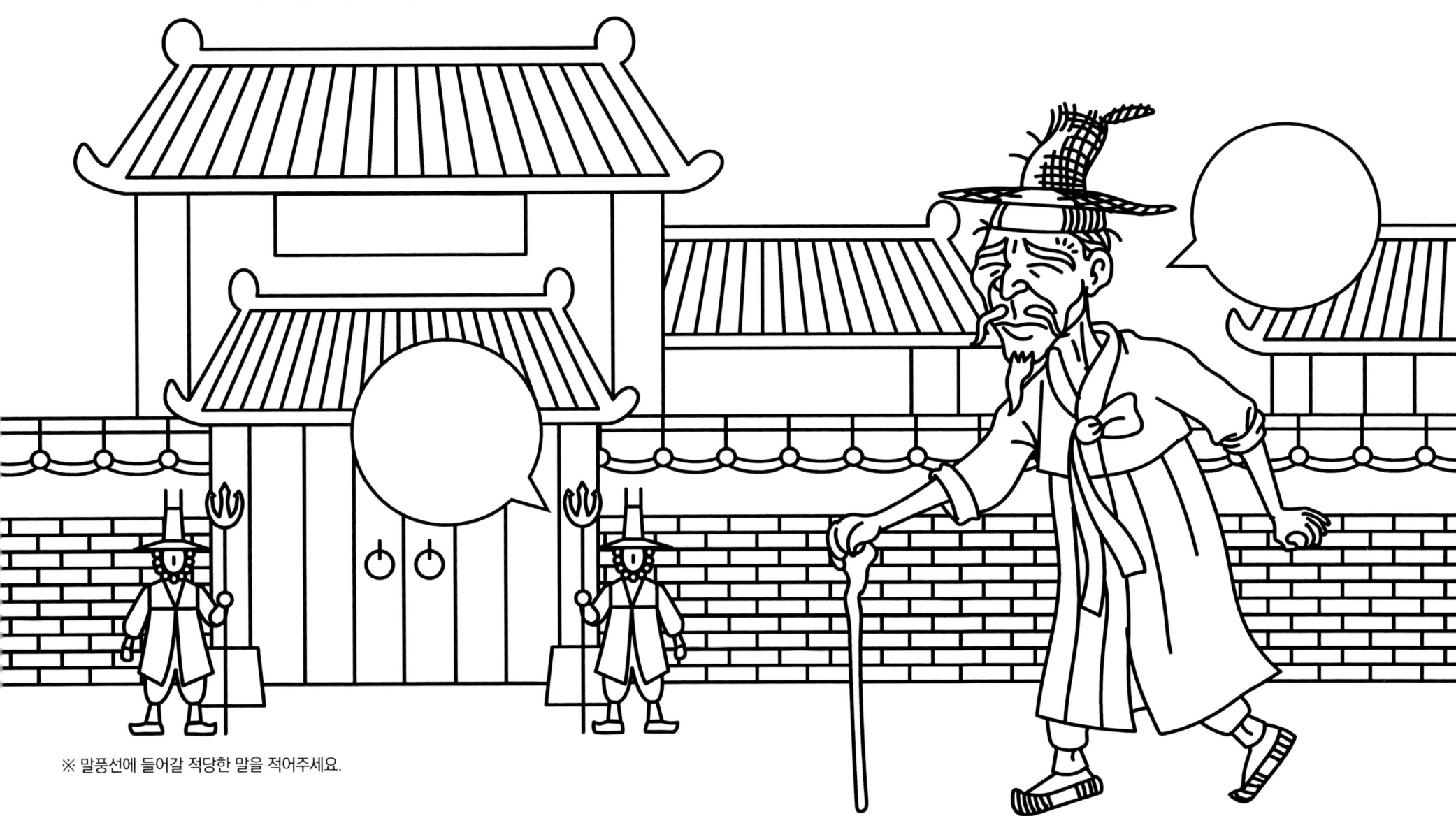

※ 말풍선에 들어갈 적당한 말을 적어주세요.

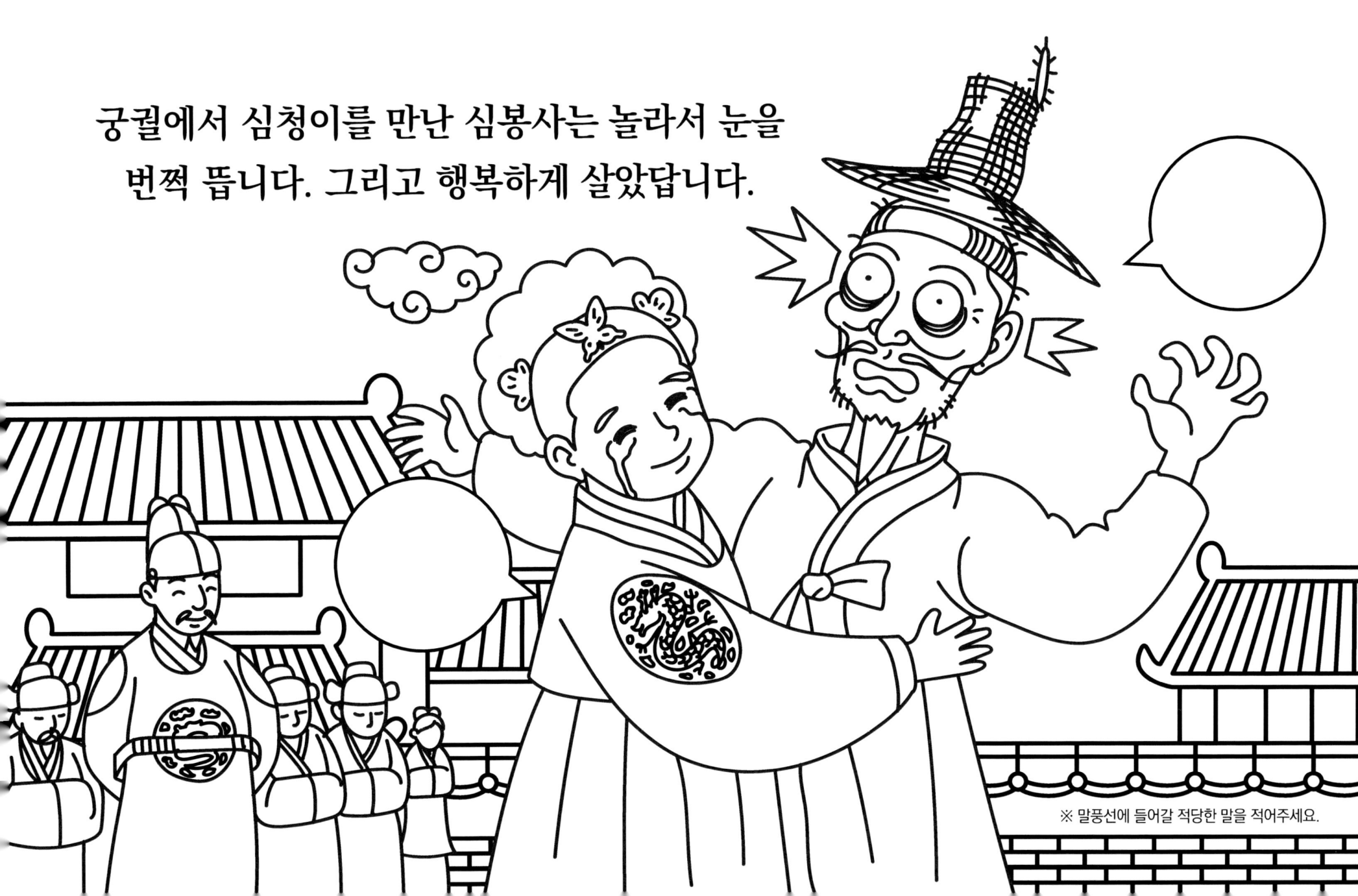

작 업 후 기

이름 :

※ 작업완료 후 작업을 한 소감을 적어주세요.